U0026283

遍路學堂

哲學樹・心繕卡
——心靈的錬金術

李麗琴 Ligin Lee　牌卡圖像創作

徐玟玲　牌卡設計、手冊撰寫

azoth
books

漫遊者

目次

序 | 牌卡設計的影像鍊金緣

透過直觀與交流，覺察心緒變遷

——徐玫玲（牌卡設計者／作者）

　　在美術系大三的藝術心理學課程，曾觸及到榮格（Carl Gustav Jung, 1875-1961），但完全就是任由這代表心理知識的兩個字擦身而去。

　　二十幾年後，榮格再度出現，但，不再是知識「它」，而是能應和我生命經驗的老夫子「他」。我沒有明顯障礙地閱讀榮格的《心理類型學》[1]，進行博士學位論文對九位藝

1　參見參考書目：Jnng, 1971。

4

術家之創作心理現象的探究；有時，其實是藝術家作品中的生命質素，幫我消融了榮格的心理語言。

後來，我發現，榮格的積極想像（active imagination）方法與心理鍊金術（sychological alchemy）所共同關注之歷程性過程，以及超越性功能，跟藝術家創作歷程中的心理動力很契合。反覆深度揣想和檢核後，我得到一個普遍適用的心理圓輪——「個體存有之四種普遍性主體型態的心理動力結構圖」圓輪[2]。

這個心理圓輪也能應和四季變遷之自然現象。當時，由於同時處在攻讀藝術治療碩士的環境中，我也自發性地畫了很多圖像、寫了很多小札記。博士學位完成後，隨即著手整理自己的作品脈絡。

---

2 參見〈四種動力：消解性動力、劣勢性動力、超越性動力、優勢性動力〉，徐玟玲，2012。

歷程性藝術表達的療癒力量

2012 年 10 月，榮格的首席弟子莫瑞・史丹（Murray Stein）受邀來台灣，進行以《紅書》（*The Red Book*）[3] 為主旨的兩天論壇講座。史丹用我們東方的〈十牛圖〉素材來輔助說明榮格的心理鍊金術歷程，讓人備感親和，再加上我有歷程性創作體驗，很好領會。

第二天休息時間，我拿梳理中的自我藝術探索圖文給莫瑞看，他很歡喜地說那些歷程「很漂亮」，鼓勵我繼續梳理它們的脈絡，也樂意我寄去給他看。

那鼓勵很重要。後來，日常的歷程性作品果真被我收拾為藝術治療碩士學位論文，形成了「心理動力曼圓陀羅」圓輪[4]，不但吻合先前的「個體存有之四種普遍性主體型態的心理動力結構圖」，還由於追加更細緻的

3　參見參考書目：Jung, 1949。
4　參見參考書目：徐玟玲，2013。

觀察，因而也能應和塔羅牌大牌圍成一圈所呈現之生命律動——常人潛在集體順應的自然變動律。

特別寶貴的是，我透過反覆墊高層次的書寫，在其中深刻地見證到一種「歷程性藝術表達即療癒」的力量，而這見證，同時轉化為未來的覺察能力。

這一切，終將水落石出

結束了一切學業、回到現實後，我在各種工作職場裡運用各種模式，來帶領歷程性藝術創作。2013~2014 年主持【嬉心岸・生態藝術遇療】專案時，更以「影像鍊金術」工作坊留下深刻印象。

後來，任教市立大學視覺藝術學系碩班時，我分享這案例，並實際帶領整個學期的歷程性藝術表達工作。

研究生們畢業後，不少人運用各自領域的

獨特性發揮歷程性藝術表達的奧妙，李麗琴就是其中一位，她以獨特的影像技術，持續「影像鍊金術」系列創作。

　　長期欣賞麗琴發布在臉書的作品，我感受到當年莫瑞勉勵的話語──「歷程很漂亮」，不禁即興留言回應她：「這一切，有一天終將水落石出的。」

88張圖像形成的起承轉合圓輪意象

　　事過境遷，沒想到，如今水落石出的真相，是麗琴的影像作品與我的榮格心得，意外有個機會一起創造一套牌卡！

　　當我要從那些「歷程很漂亮」的大量圖像中，選出一部分來進行為眾人而規劃的牌卡時，我想，要從圖像提取的，不是麗琴個人的心緒或情結，而是能讓常人皆適用的普遍性連結，即榮格說的「原型象徵」，以及他與東方互通聲息的素養──陰陽為用、可見

與不可見、流轉與超越等。

因此，我沒有一一打探圖像背後的創作者原始意圖或故事，而是先透過直觀來感應圖像，並與之交流。守候中，焦點圖像逐漸從圖群中站出來，從無序到有序，最後選定的88張圖，可以排序為「心理動力曼圓陀羅」那般起承轉合的圓輪意象。

又經過一段時間的同在與沉澱，我賦予每張圖專屬關鍵字與諭言文字，做為能帶來啟發靈感或平衡感性情緒的功能。

其次，我還選了榮格的《哲學樹》[5] 這一書篇來應和，文中是以有如樹生長過程之煉金術來關照個體化發展，這些筆墨，可用來檢核圖像群裡的許多樹意象和其他原型象徵。（相關的更多內情，可參閱這本牌卡小書冊後續的內容。）

---

5 參見參考書目：Jung, 1967。

心緒如生命循環，亦如四季變遷

榮格認為，最好的心理教材就是大自然。無獨有偶，東方的莊子也愛用自然寓言來說人心。

這套牌卡強調生命經常有偶遇、經常要隨機應變，但生命也如自然的季節變遷那般存有律，等待我們去覺察。

一個人，若不曾有過春與夏的各種情感底蘊，沒有對來年人情世故的期待，那秋與冬將沒有轉化見光的餘地。

事實上，就連治療室春天，都需要來訪者在各處連結到的獨特資源裡得到更多光明的滋養，才把治療室裡的挖掘物加以合成為好好生活下去的可用之物。

本牌卡特別點出莊子的東方素養，正是希望提醒用牌者，如能運用周身互補資源的陰陽平衡之利，就能發現，原來，心緒如生命循環，亦如四季變遷，時時準備沉落，也時

時可以飛揚；能跨越月光下的陰晴圓缺，更能跨越陽光下的冷熱乾濕。

　　祝福讀者們，透過牌卡找到平衡之道！

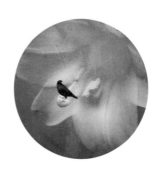

| **牌卡圖像的影像鍊金緣**

一個起點

　　——李麗琴（Ligin Lee, 牌卡圖像創作者）

　　五十三歲時，父親已離開二年。朋友來電說她去讀研究所。

　　我突然想起和父親的約定。那天在住家附近的小溪邊，和父親坐在石椅上，我問他：「我一直想去讀研究所，你覺得呢？」九十五高齡的父親，視力模糊，身上帶著水袋，轉頭對我說：「可以啊！讀書好啊！」

不曾消失的夢想

　　我國中畢業時考上普通高中，但離家遠，

在父親堅持下去讀五專，從此和我的藝術夢分道揚鑣。

畢業後工作、結婚、養育兒女。三十六歲時，翻開《梵谷傳》，心想，何時才能真正展開藝術之旅？

我是個固執的人，就算不能成為藝術門徒，也要想辦法和它親近，因此去上 3D 課程，再輾轉進入印刷業，開始十多年美術編輯生涯。

當時，電子編排初萌芽，蘋果電腦也才推出幾代，我以自修方式學習修圖及平面設計、排版，直至父親因失智需要照料，才回到家庭。

徜徉在藝術的美麗夢幻世界

父親走後，我再回職場，終於如願考入台北市立大學視覺藝術研究所。正式踏進這座殿堂那天，眼角含淚，輕喚自己：「終於進

來了。」

藝術是美麗夢幻的世界，在往昔或當代的藝術家作品中，我開心徜徉瀏覽，流連於色彩與線條交互形成的空間。

走進榮格取向藝術創作領域

和玫玲老師的相遇，是一門「藝術治療與媒材運用」課程。

開課第一天，她帶著當季落下的櫻花，要我們體驗感受並寫下來，這是我與榮格的初見面。雖然久仰其名，卻不熟，在老師的引薦下，漸漸理解他的理論大意。

最令我難忘的是最後一堂課，老師要我們梳理及回顧一學期課程中的歷程性，創作並加以串連，感受循環與共時性。

作品依循其道路自然完成

畢業後，我開始攝影，將影像重新詮釋

創作。初期先繪草圖，再尋找合適的影像堆疊拆解。隨著時間的推演，自己彷彿穿越畫面，進入其中，改由潛意識做爲嚮導，逐漸在中間找到出路。

我無刻意如此操作，而是在製作過程的回顧與觀察發現的。歸納結果大致和生活有關。其中最爲明顯的是遇到傷感的事時，創作常常成爲出口，成爲宣洩管道。作品依循其道路自然完成。

願圖與你連結，長出屬於觀者的花朵

非常開心能透過《哲學樹・心繪卡》成爲榮格取向藝術工作者的一員，將我的作品與大家分享。

羅蘭・巴特曾說：「作者已死。」我也同感。當圖與大家見面時，它便與你產生連結，長出屬於觀者自己的花朵。期望它們都能變成你的一部份，衍生出自己的故事。

一起漫遊在想像的世界

最後，我要謝謝玟玲老師給我這個機會合作這本書，展開新的起點。

特別感謝幾位好友：香港的 Lammakmak，因他之邀，我才勇於悠遊國外臉書社團，開啓世界之眼。

德國的 Michael Nguyen，他在臉書上找到我，邀我加入德國的藝術電子媒體 tagree.de，鼓勵支持並提升我的技巧及藝術觀念。

還有印度的 Mahesh Kumar Viswanadha，這副牌卡反面的圖，便是我以他拍攝的鴿子為藍圖，重新手繪。他激發我重拾色鉛筆及水彩。

另外，特別謝謝我的媽媽、先生、女兒、兒子、女婿、姪女、親友團和老師們，在這條路上始終和我在一起。還有許多臉書的好友，從第一張點讚到現在。

一個人形單影隻，有了朋友才能開心創

作，藉著這些卡片及書中的理念，讓我們一起享受漫遊在這想像的世界之中。

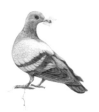

一、本牌卡的內涵

·榮格心理學

西方心理學家榮格最著名的貢獻是提出「集體潛意識」概念，他認為集體潛意識和宇宙自然一樣，具有基本的動力模式或共同原始法則。

事實上，如眾所周知的，榮格在其《榮格自傳》[6] 表示，他的人生早期就已經體現與自然的神祕連結了。

當他還只是個七、八歲的孩子時，曾經舒適地躺在斜坡的一顆大石頭上，一方面從自身主體的角度意識到「我坐在下面的石頭上

---

6 參見參考書目：Jung, 1961。

（他坐在我下面）」，同時，也從石頭主體的角度意識到「我躺在這斜坡上（他坐在我上面）」，隨後心裡生出一個念頭：「『我』是坐在石頭上的那個人？還是被那個人坐著的石頭呢？」這樣的念頭，是榮格持續一生用來點起意義的神祕火苗。

奇妙的是，童年期榮格的「石頭是我，還是我是石頭」，竟與兩千多年前的東方哲人莊子手筆下的「莊周夢蝶」，有異曲同工之妙。

到了青壯時期的《心理類型學》撰寫，榮格更具體地從東方的老子思想經典《道德經》獲得很多啟發。

1929 年，榮格受邀為中國道教內丹養生功法《太乙金華宗旨》一書的德文譯本做評述，意外發現其內容精要與心理學不謀而合，非常驚歎，便從分析心理學的角度出發，為這本東方修身學著作賦予了心理學意

義和哲學內涵，並因而把自己推往自認正確的方向，也終於找到了意識和集體無意識之間的通道，把人生第三階段投入西方鍊金術（alchemy）和原型（archetype）的研究。

心理類型學、鍊金術和原型，都是《哲學樹・心繪卡》在設計規劃時的取材對象。

・哲學之樹

榮格大量研究中世紀以來的鍊金術師文獻時，被文藝復興時期鍊金術師吉拉德・多恩（Gerad Dorn）的文字符號所釋放之意象深深打動。

多恩說：「大自然把樹根種在她的子宮裡，子宮即是指那將會生產出各種寶貴物質的石頭，之後，大自然把樹的樹幹安置在土地上並長出許多樹枝，……它的材料是一種液體……。樹枝的伸展方式是彼此相互分

離，……不同樹木的樹枝就以這種方式覆蓋著整個地球，就像人身上的血管遍佈不同的肢體，肢體也是相互分離。」[7]

榮格認為，多恩出於人自身之深刻同理而敘述出來的這種「哲學之樹」（the philosophical tree），是每個人都擁有的一種原型意象：樹木的成長、伸展、死亡和再生等整體過程的意義，它們的樹枝是遍佈地球的血管，即使伸展到地球表面最遠的地方，它們都屬於同一棵巨型大樹。

這棵樹，顯然是可以自我更新的，是一個血管系統，它是由血液一樣的液體構成的，當這種液體流出來時，它便凝結成樹的果實。[8]

從更長的生命過程來看，榮格從鍊金術師文獻研究中深刻地領會人與樹之間許多相同

---

7 參見參考書目：Jung, 1967。
8 參見參考書目：Jung, 1967。

之原型，也就是生命之樹：成長、生命、在物質和精神意義上展現形式、發展、自下向上和自上向下成長；母性的方面的保護、遮蔽；庇護、有營養的果實、生命之源、殷實、持久、身體強壯；紮根式的佇立；老年；人格，最後是死亡和再生。[9]

・個體化之旅

「樹」做為生命發展的原型象徵，它的外在形式會經年累月地改變，那些不變的變態中所顯示出的豐富性和生機活力，是人們解讀樹木的共同基礎。

榮格注意到，向他尋求心理分析的訪者，常會無意識地、自發性地畫出樹象徵的意象，富含生命的氣息。

9　參見參考書目：Jung, 1967。

他也發現，事實上，只要我們直覺地專注於生命時，我們的自性就會进現，並活躍在畫中。他把這種樹意象所隱喻的生命原型象徵稱爲「曼荼羅」或「心靈圖像」。

此外，榮格觀察到，這些畫出「樹」意象的來訪者，會有相同的生命發展階段，但他們會走出各自的個體化之旅，而這種「普遍中有差異」，也是自然中普遍的原則。

其實，這種樹意象的體現，在東方，有擅長說故事的莊子詮釋了許多原型象徵，至今仍被現代人傳誦著。

通常我們都說莊子是老子思想的繼承與發展者，他們解讀的「道」是相同的，但關於「道的作用」，莊子認爲，宇宙萬物的變化，其過程經歷雖各有不同，但終歸於自生自化自已。

例如，在莊子《逍遙遊》裡取樗樹來寓意「不材之木，亦可成材」；《人間世》裡取

櫟樹來寓意「無用之用，終為大用。」[10]

　　莊子從樹意象提取自然本質，卻又不忘強調，每一種樹、每一棵樹需要面對自身型態或體質上終究會有與眾不同的差異造化，需要接納它，並力圖發展個性化的作用。

　　因此，說起來，榮格內蘊有東方精神的西方心理學中，其實恰好綜合體現了老子和莊子的文化。

·牌卡特色

　　總體來說，我們每個人皆與樹木同樣是天地間的自然生命，連帶的身體形貌和生長都與樹木相仿，生活上也保持與樹木的緊密連結。

　　當我們放空腦袋而真誠地靠近樹木，我

---

10 參見參考書目：王邦雄，2013。

們彷彿回歸自然本質；當我們有意識去捕捉樹木的原型象徵，又區辨樹與樹相同之間有差異的隱喻時，這種從觀照到提取意義的相關活動，讓我們把像樹木那般平衡的、自我修復的天賦潛力釋放出來，把自己的人生長好、長滿。

《哲學樹‧心繕卡》取法上述哲人們的信念，從兩方面來呈現內涵：

(1) 在牌卡圖像創作上：

創作者在連續數年之間，自然而然、真誠地面對自我當下的心境和情緒，以攝影、拼貼、彩繪和數位後製等技術，來駕馭色彩、符號及其象徵；以樹幹在地表被看得見的季節時序樣貌，和樹根在地底下不被看見的各種生命力象徵，一一呈現。

創作者每一張牌卡畫面，都像是一幅美麗心靈，不論顯示出何種情緒隱喻，圖像和圖

說都以它的視覺力量，敞開觀者或使用者的感官。而整套 88 張牌卡，有日復一日累積起來的歷程，意識與潛意識素材，讓畫者成功地表達出內在對立整合的鍊金之旅。

(2) 在牌卡操作效應預期上：

設計者取法莊子與榮格對樹意象的雙重解讀方法，關於「道」的自然天性，會提供一些運用上的通則，包括塔羅牌設計原理和榮格心理學原理。

另一方面，關於「用牌者」的差異性，設計者相信實際運用時，牌卡在各人手上會有各自適合選用的方式，各人面對同一張牌卡也會有不同的解讀。

至於在圖像的選擇上，各式或明或暗之情境，則皆寓有回歸正向的力量，即莊子說的「不材之木，亦可成材」、「無用之用，終為大用」，或如榮格示現的個體化原則那

樣，單張牌卡會紛紛呈現人們集體性心理動力原型象徵（而每個人的解讀會有差異），多張牌卡一一序列排開，則能象徵個體化旅程（而每個人的解讀也會有差異）。

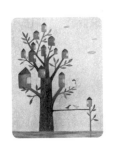

二、本牌卡的設計原理

樹，一方面調節著整個自然界的平衡，一方面也與我們日常生活及生存息息相關。樹意象與其原型象徵，更是各個時代的藝術母題，題材包括：身體隱喻、人生發展階段、希望與依靠、靈性與祝願、避世修養、天人之間的橋樑等，都與人們有起有落、有張有闔之諸多心理投射，非常貼近。

《哲學樹·心繕卡》設計者希望，這套牌卡除了讓使用者在各種心境下的相遇，皆可獲得美感的撫慰之外，也具有以下功能：

(1) 取法莊子的逆向思維而平衡心態，當作自我陪伴的媒介。

(2) 或可取法榮格的積極想像，開啓有意義之對話，產生認識自己的機會。

(3) 或可自我見證到榮格從鍊金術研究中體會到的個體化之旅。

1. 塔羅牌 22 張大牌原型為輪的 22 個軸點

塔羅牌的起源有很多說法，包括源自埃及的、源自吉普賽的、源自義大利的……，但都認同它是智者將古老的智慧寶典繪成圖案而流傳下來。

十四世紀，歐洲的鍊金術師也有人深入研究塔羅牌，所以，榮格在探究鍊金術時也接觸了塔羅牌。

塔羅的象徵符號是人內心的集體原型，為榮格對神話裡所體現之人類集體潛意識的研究，帶來很多啟發，並相信神話原型概念就在人類的心中，是集體式的。

塔羅牌共 78 張牌，其中的大阿卡那牌（major arcana，共 22 張）對應 22 個方位，

既象徵空間，也象徵時間，解釋著命運如季節般起承轉合的永恆變動，代表宇宙萬物運行的成因，每張牌的地位皆平等和占有絕對的重要地位。

這 22 張牌卡的圖像裡，各有一位代表人物，反映人生的不同際遇、主要問題或情境，並透過各種符號和顏色來示現該牌所象徵的原型意象。

不過，牌卡可能為我們揭示出當前人生的選項，其意卻不在提供確切的解決方案。

本《哲學樹・心繕卡》，選出 22 張從心靈投射而產生的圖像作品，做為 22 個軸點，形成一個隨著時間循環的曼陀羅輪。圖像顯示生命流轉中的 22 個階段心理時空，並一一呼應著塔羅牌 22 張大阿卡那牌所象徵的意義。

以下從 0 至 21 依序以「本牌卡牌義（塔羅牌意義）」標示：

0. 無中生有（愚者）

1. 失序（魔術師）

2. 逍遙（女祭司）

3. 轉變（皇后）

4. 自律（皇帝）

5. 臣服（教皇）

6. 變形（戀人）

7. 合體（戰車）

8. 蛻變（力量）

9. 整合（隱士）

10. 輪轉（命運之輪）

11. 抉擇（正義）

12. 過渡（倒吊人）

13. 褪換（死神）

14. 調節（節制）

15. 野心（惡魔）

16. 極致（塔）

17. 療癒（星星）

18. 適應（月亮）

19. 穩定（太陽）

20. 有限（審判）

21. 有中之無（世界）

以上 22 個牌義，即是《哲學樹・心繕卡》的「22 組牌義」，每一組會有 4 張牌卡來詮釋，一共 88 張（本文下一小節將會說明），每一張會分別附有一段能引導用牌者與圖像對話的諭言文字（只做爲參考）。[11]

至於對塔羅牌感到陌生，但有興趣進一了解的用牌者，建議可參考《塔羅葵花寶典》一書。[12]

2. 榮格心理功能原理

塔羅牌除了大阿卡那牌，還有小阿卡那牌

---

11 參見本手冊〈六、牌卡關鍵字和諭言文字〉，P65~109。
12 參見參考書目：向日葵，2016。

（minor arcana, 共 56 張），具有代表四種元素之四種花色：

「權杖」代表元素火，象徵激情、能量和創造。

「金幣」代表元素土，象徵金錢、物質和享受。

「聖杯」代表元素水，象徵情感、關係、愛和靈感。

「寶劍」代表元素風，象徵思想、智慧、交流和衝突。

每一種花色共 14 張，其中包含國王、皇后、騎士和衛士等 4 張花牌。

塔羅牌之所以有大阿卡那牌與小阿卡那牌的分別，是由於中古歐洲的人認爲世界分爲「聖」跟「俗」這兩種相對的境界。大阿卡那代表聖界、天界、抽象而偉大的概念，小阿卡那則代表凡人具體而實際的日常處境與心境。一般而言，小阿卡那牌可進一步補充

大阿卡那牌在現實上的訊息。

　　榮格是第一位正視塔羅牌的心理學家，他認爲塔羅牌是能象徵人或其境遇的原型，並引發了許多心理學家的應用，把塔羅牌視爲一種表達潛意識的方式，例如引導來訪者選擇一張與他相應的塔羅牌，以提供心理學家辨識「他如何看待自己」的線索。

(1)《哲學樹・心繕卡》的應用設計：

　　採用榮格《心理類型學》的四個心理功能原型——感覺、思維、情感和直覺——來類比小阿卡那牌的四種元素——火、土、風、水，且更聚焦在個體內在的心理環境。誠如榮格已指出的：個人的心理活動中有四種基本機能，「感覺」告訴你存在著某種東西；「思維」告訴你它是什麼東西；「情感」告訴你它是否令人滿意；而「直覺」告訴你它來自何方和向何處去。

本牌卡特別採納榮格對這四個心理功能在共同運作心理動力上的原則：其中一個是優勢功能（主要功能），兩個是輔助功能，還有一個是劣勢功能（補償功能），它們共同平衡個體意識與潛意識之間的張力。

(2)《哲學樹・心繕卡》的具體設計規劃：

代表 22 個軸點的 22 張牌是優勢功能，每一張牌都搭配 3 張牌（輔助功能 1、輔助功能 2、劣勢功能），一共 22 組 88 張，每一張會分別附有一段能引導讀者與圖像對話的諭言文字（只做為參考）。

要特別說明的是，本牌卡無意引導使用者形成對號入座的心理分析動機，或全能感的成見式誤用，更何況，圖像象徵是開放的，等待每個人以自己的故事去賦予意義。

因此，本牌卡不會將牌卡圖像的內容去與榮格的「感覺」、「思維」、「情感」、「直

覺」四項質素進行說明式配對。（在〈三、本牌卡的遇療性〉裡，仍會針對牌卡圖像較常出現的原型象徵作簡介。）

不過，沒有明白指出，並不表示不存在，而是留待本牌卡設計的各種使用活動（或更多專家自行發展之活動），讓使用者自然而然展現這些質素、與之連結，使之流動在互動使用者的分享之中，進而活在使用者此時此刻的覺察裡。

3. 榮格個體化原則和共時性

如果人的意識像是心靈冰山的一角，潛意識就是藏在冰山水下的巨大部分。榮格認為，暗暗影響著人類的天生遺傳傾向、神祕力量、預知能力、遠古智慧等集體潛意識質素，皆潛藏在冰山最深處。個體化的精髓，正是要對人類心靈的全部豐富性和各種對立

性進行整合，擁抱潛意識所有面向，來使個體之意識得到提升與發展的歷程。

遺憾的是，人們在物質世界活動時，潛意識資訊很難體現出來。所幸，心靈或心境，有連結外在現實的力量，透過象徵性的符號或圖案，再加上榮格提出的共時性（Synchronicity）作用，是一把能開啟潛意識大門的鎖匙。

共時性是一種有意義的巧合（meaningful coincidence），兩個發生巧合的事件之間，需要有主觀經驗與個人意義介入，也要有能體驗到事情發生之後的內心感受和情感參與。將外在世界可見的、沒有因果關係的事件，與心靈的意義一起聯繫起來，是共時性現象的最大特色。

《哲學樹・心繕卡》的設計，也希望使用者透過象徵與共時性，去開啟潛意識大門，一旦資訊從潛意識流露出來，即有機會從中

領悟到事件的過去、現在、未來。

　　如果能細看到因果是如何祕密地輪迴和顯現，就可能在此發生接納，或做出改變。就像莫瑞・史丹在《英雄之旅──個體化原則概論》[13] 書中提醒我們的榮格個體化信念：個體化是一種天生的力量，個體在成為一個人的過程中，有一股想要創造特異性、尋求意識擴展的驅力深植於本性當中，它同時也是一種心靈的運動，只要活著，就可以繼續成長。

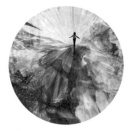

---

13 參見參考書目：黃璧惠、魏宏晉等譯，2012。

三、本牌卡的遇療性

1. 從樹原型象徵遇見愛的成長與轉化

　　榮格非常喜愛鍊金術師以「樹的生長意象」來代表「神祕物質」的成長和轉化：「轉化過程就像是一棵受到精心照料的樹，一棵有人澆灌的植物，由於有充足的水分而得以蓬勃成長，在潮濕和溫暖的空氣中發芽，憑藉大自然的美妙和獨特而開花結果。」

　　榮格認為，這樣一棵原型樹，已被投射到經驗的世界中，成為人們集體共有的。[14]

　　是啊，就像你我熟知的《小王子》故事。小王子曾在地球向盛開的五千朵玫瑰解釋，

---

14 參見參考書目：Jung, 1967。

為何她們比不上他養在自己小星球的一小朵玫瑰：「因為她是我澆灌的，因為她是我的玫瑰。」[15]

那，這棵有小王子澆灌的玫瑰，體現了什麼「神祕物質」的成長和轉化？

再想想小王子說的：「如果你愛著一朵盛開在浩瀚星海裡的花，那麼，當你抬頭仰望繁星時，便會感到心滿意足。」

原來，神祕物質是澆灌行為中的「愛」，「樹」代表有愛的成長和轉化。

《哲學樹・心繪卡》的88張牌卡圖像，每一張都是創作者用愛真心自我陪伴與澆灌資源的結晶，也是88張愛的原型，可以陪伴每一位使用者的成長和轉化過程。

2. 從眾多原型象徵遇見自我生命本質

---

15 參見參考書目：墨丸譯，2014。

榮格從鍊金術師文獻的研究裡，看到人的成長與樹的成長過程，有相同的原型；而人的心理發展全部過程即是「哲學樹」，它在心理的自然成長和植物的自然成長之間，進行了恰當的類比。

榮格還進而把鍊金術師對物質轉化的研究，平行發展爲對心靈轉化的研究，也發現樹木以外的更多原型象徵。

例如《哲學樹》裡討論樹，也提到顛倒的樹、石頭、心臟與血、太陽和月亮、火光、水、金蘋果、玫瑰、鳥、蛇、女人、男人、黑白紅金等。

各種原型象徵，經過時代變遷，仍然遍行於當代觸目可及的建築、藝術、詩歌、劇場、舞蹈、廣告……，甚至流行文化。

非常巧合地，這許多原型象徵，也都出現在《哲學樹‧心繕卡》的 88 張牌卡圖像中，圖像創作者還呈現其他更多原型象徵：玻璃

瓶、時鐘、輪子、鎖鍊、魚、馬、貓、狐狸等（說明如下表）。[16]

用牌者可參考下方表格整理出來的原型象徵簡介，從牌卡中遇見的原型象徵，及其所處的環境、色調、情緒氛圍等，細細品味，用直覺靈感與之交流，逐漸領會生命中多彩多姿的本質。

	象徵	說明
樹	原人 自性	樹的所有成分，是通過石頭中的種子和它上面而長出來的，樹也等於石頭。樹是製造寶藏（果實中的種子）的象徵，也象徵鍊金術過程和轉換過程，即普遍的生命過程和啟蒙過程。
顛倒的樹	人	樹的樹根、樹幹和樹枝，對應人的頭，和長著胳膊與腳的身體。

---

16 參見參考書目：Jung, 1967。

	象徵	說明
石頭	精神與身體的結合、整體的人	智慧的石頭，是靠它自己，從它自身、在它之中和通過它自己，而達到製造和完善的。這塊石頭與人自己及其內心深處的超自然靈性有同一性。
心臟與血	心智 療癒 整體	心臟是孕育哲人石的子宮，心臟的玫瑰色血液，是治癒作用或整體性作用。
太陽和月亮	白晝與黑夜 光明與黑暗 永恆生命	哲學樹是鍊金術的結果，也就是樹上的金果實。有時候樹非常小而年輕，像是麥粒那樣的小樹，有時候則很大而且古老，像一棵大橡樹或世界之樹的樣子，因為它把太陽和月亮做為它的果實。
水	生命之泉 流動 灌溉	天國的中央冒出一股閃閃發光的泉水，四條溪流由此流出來灌溉著整個世界，中央豎立著一棵大樹，經歷壞死到重生。

	象徵	說明
火	光 金子果子 智慧	宇宙之神用神聖的愛，把太陽的光投在地球的樹上，或從這裡生出來，看上去就像哲學樹的果實。
蘋果	智慧之果 太陽和月亮的果實	果實引領我們走進黑暗，並且穿越了黑暗。從神賜的哲學樹上摘取的果實是金蘋果，也是金子。
玫瑰	心 愛情 女性 生育（雌蕊） 圓形力量 曼陀羅	像永恆地螺旋形迴旋的曼陀羅，幫助我們感受此時此地真實的自性，使生命中的和諧及混亂一起在心靈中作一個圓滿的整合。
鳥	生命動態 （常見鴿子、鷹、鸛鳥）、 使樹木茂盛	鍊金術各階段過程與循環，及其完滿。
蛇	原初生命 本能	在樹的內部進行轉換而構成其生命的神祕物質，是樹的守護神。

	象徵	說明
女人	孕育生命 阿尼瑪	代表一個人內在的陰性空間中的能量。
男人	阿尼姆斯	代表一個人外在的陽性世界中的能量。
小孩	本能 純眞	成熟的生命（老人或老樹）倒下後，陰性空間會保留一小片生命而孕育一個新生的小孩，原本的老去的生命是轉化的工具。
紅白 黑金 四色	結合 四位一體	哲學樹的花朵顏色是介於紅白黑之間，果實顏色是介於黑白金之間。所以，黑白金紅四色，是鍊金過程中被結合在一起的四元素。
玻璃 瓶	鍊金師的瓶子	代表物質轉化與精神轉化共時性發生的載體。
時鐘	時間 生命 規律	隱喻時光一去不返，要把握當下、展望未來的概念。時鐘的樣式也會間接傳達出時代的訊息。

	象徵	說明
輪子	轉動 行動力 改變	輪子可代表永恆的輪迴圈，內容取決於活動和情緒。每個人都有機會在日復一日的生活中改變和淨化，實現啟蒙。
鎖鍊	世界的力量、受集體力量束縛	鎖鍊象徵著這個生活世界的力量，人們常常在追求物質權力慾望的時候，不自覺地被這股力量所綑綁；而掙斷鎖鍊，則象徵著我們對自由的嚮往和追求。
魚	繁衍 兩性關係	魚獲，是原初人類維持生存、族群得以生息繁衍的恩物。魚有極強的繁殖能力，在兩性及情愛關係的象徵上衍生豐富的意涵。
馬	君王 威嚴 遠大 生生不息	東方的《易經》說「乾為馬」，是天的象徵。馬雄壯無比，追月逐日，乘風御雨，征服困難，樂觀向上，不斷前進。
貓	洞察力 潛在險惡	貓代表著洞察力、敏捷、機警、感官之美、神祕，也透露陰性中的險惡訊息。

	象徵	說明
狐狸	聰穎 愛情 人緣	狐狸機靈聰明，善於自我保護， 嫵媚高貴，人緣魅力。心月狐是 古代中國的愛情神。

3. 開啟想像力遇見自我拓展的心智

　　榮格眼中的鍊金術師，是哲人，也是深具想像力的藝術家：「他在蒸餾器具中看到了大大小小的的樹枝，他的樹就在蒸餾器具中生長和開花，有人建議他對其成長進行沉思默想，也就是用積極想像來強化它。」[17]

　　透過想像，鍊金的過程，即是樹的成長過程──吸收養分，轉化成樹幹、花、果實的過程。透過想像，客觀事件能平行變化為人類的心理內涵，無形之中便拓展了既有心理素質和內在智慧；這其實也是所有藝術家的

---

17 參見參考書目：Jung, 1967。

根本能力。

　　榮格曾用心觀看來自集體潛意識的夢，發現它的積極意義不是讓夢者醒來之後立馬自由聯想，使得情結無止境纏繞發展劇情；而是先接納，放在擴大時空的八方脈絡中，讓它自然施展它的各種可能樣態，慢慢從其中交集凝聚的核心裡發現意義，再回到現實裡去實踐。

　　榮格後來形成的「積極想像」（Active Imagination）方法，不同於佛洛伊德（Sigmund Freud）的「自由聯想」（Free Association）方法，主要差別就在這裡。

　　然而，榮格也嚴肅提示，獨自使用積極想像方法來直接與深層潛意識對話，是要謹慎的，否則其中的危險有如小孩玩大車。

　　《哲學樹‧心繕卡》的 88 張牌卡，是已將潛意識層級內容提取到意識層級，且以圖形具體化過、以內在智慧整合過、以美感昇

華過的原型象徵圖像，同時，每張圖也有與之對應的專屬關鍵字與諺言文字，可以幫助使用者以感性與理智兼具的情境來遇見自己，不但可以提供用牌者不同的靈感或啟示，也可以適時發揮平衡感性情緒的功能。

4. 穿越情緒山谷看見平衡

《哲學樹·心繕卡》總共有 88 張牌卡，每張牌卡對應心理的不同面向，也隱喻各種內在情緒。

情緒，往往能左右人們與外界相處的方式和生活行為。當面臨情緒困境或不確定性時，人會不自覺把專注力放在自身脆弱和匱乏處，甚至災難化放大和自我懷疑。

榮格曾提醒：潛意識未能轉為意識之前，常會是我們人生的主導者，而我們卻誤以為它是無可抗的命運。

將無名的情緒狀態視覺化為覺知狀態，是維持心理平衡的基本方法。

而進一步處理覺知狀態的方法，就涉及更多操作方式，「認知」是其中一種有效的方式。

例如，透過操作《哲學樹・心繕卡》時的多重看見，能理解情緒也像樹木與花朵，會綻放、會閉合、會凋零、會萌芽，迴旋運行。透過這些圖像媒介，以及適當的引導方式，能產生正向自覺來調整失衡狀態。

5. 透過圖像與藝術活動的穿透力

透過洗牌、排牌，牌卡能夠呈現出各原型的不同隱喻，來與使用者發生共時性。這種由真誠連結而現出共時性現象的機會，能穿透意識的閾域，將潛意識之海的感受或事物浮現於意識水面，面對其視覺形式來體察。

如此，牌卡是讓人提升自身穿透力去面對事物或心象，並擴充感覺力的好工具。

「感覺法」也是認知的方法，例如：當一個人感覺到孤單的時候，不要害怕，用心去感受孤單，孤單會因此消失。

又，誠如表達性藝術治療（expressive art therapy）會以各種藝術媒介來表達人們的感覺、經驗和內心故事那樣，《哲學樹・心繕卡》運用上，也可以透過冥想、藝術塗鴉與創作、身體雕塑、演劇、重新創作等藝術活動方式，來感覺從牌卡圖像上經驗到的感覺，並進一步感知自己獨特的生命故事。

活動形態，可以是個人式的，也可以是團體式的，都有機會讓圖像提供情境，使人主動發展出從「抽象概念」轉化到「具體」的穿透力。

四、使用者／適用對象

1. 希望透過圖像進行自我覺察、提升面對心緒能力的一般成人。（個人使用或團體互動皆可。）
2. 熟悉塔羅牌及榮格心理學之帶領者。（一對一或團體互動皆可。）
3. 擅長諮詢對話與評估之帶領者。（一對一或團體互動皆可。）
4. 青少年及長者需由上述帶領者帶領使用。（一對一或團體互動皆可。）

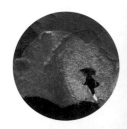

五、用牌方法

　　本牌卡的設計，兼具即時性的遇見、感性的藝術表達、創造性的故事連結，以及理性的心智對話等，以下是一些建議的使用方法，實際運用時，可以發揮創意、發明更多個性化的玩法。

　　要提醒的是，事物的「正向」與「負向」內涵是並存的一體兩面，事物之間有「因果關係」也有「非因果關係」。

　　在這前提下，用牌者與牌卡圖像的關係，有因果性之下的「順應」，也有非因果性之下的「選擇」。

　　再者，若用牌者分別以腦與心去和圖像對話的結果，會各有不同的結果！

1. 洗牌

持續在心中默念問題，同時讓依憑直覺而喊停，就能夠停止洗牌了。（當然，洗牌程序也能依直覺而進行。）

2. 讀牌：進行抽牌前的重要提醒

無論使用以下哪一種抽牌方式，在抽牌之後準備讀牌時，請真誠地面對牌卡中的圖像，用眼睛讀取圖像內容，用開放的態度，直覺地感受訊息、感應連結。

3. 單張抽牌

3-1. 直覺抽牌

放鬆肩膀，專心數數 1~5，感覺呼吸變和緩了，伸出手（自己決定用左手或右手），

以直覺緩緩抽出 1 張牌卡，放在手心，雙手護持一下，再翻開來讀牌。

3-2. 吐納抽牌

也可以輕閉眼睛，讓自己靜下來，慢慢做 3 個腹式呼吸，讓自己放鬆、逐漸沉澱和穩定。伸出手（自己決定用左手或右手），緩緩抽出 1 張牌卡，放在手心，雙手護持一下，再翻開來讀牌。

4. 牌陣抽牌

4-1. 時間之劍

以直覺抽取 3 張牌，一次一張，放在右手手心，並用雙手護持一下。

圖面朝下，第 1 張牌卡放在左方，第 2 張牌卡放在中間，第 3 張牌卡放在右方，分別代表過去、現在、未來。（參見下頁圖示）

翻開圖面，依數序讀取牌卡，象徵此時此刻與牌卡圖像連結到過去、現在、未來。

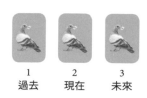

1	2	3
過去	現在	未來

4-2. 心緒之譜

　　輕輕閉上眼睛，讓自己安靜下來，自然浮出心緒與意念。做3個深呼吸，讓自己放鬆、逐漸沉澱和穩定，使注意力放在自身，接納心緒。可以反覆做3個深呼吸，直到有了自我接納感，願意像適應四季變動那樣適應自己的心緒。

　　張開眼睛，伸出左手，緩緩抽出牌卡，一次一張，放在右手之手心，並用雙手護持一下，再翻開圖面。

陸續抽出 4 張牌，並依照下方圖示依序排好。第 1 張放在上方，第 2 張放在中間左方，第 3 張放在中間右方，第 4 張放在正下方。

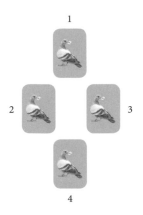

讀牌時，依數序讀取，象徵此時此刻與牌卡圖像連結到之心緒的整體：意識上的心緒（上）、較重的內在心緒（左）、較輕的內在心緒（右）、潛意識中的心緒（下）。

4-3. 方圓之心

　　輕輕閉上眼睛，讓自己安靜下來，做 3 個深呼吸，讓自己放鬆、逐漸沉澱和穩定。

　　把 22 組牌中的編號 0、6、12、16 四個牌組挑出來（共 16 張牌），先蓋住圖面。

　　各組所屬 4 張牌，採用「心緒之譜」的牌陣方法（上、左、右、下之排序），而各牌組則依序排放為右、下、左、上的關係。（參見右頁圖示）

　　欲讀牌時，做 3 個深呼吸，讓自己放鬆、逐漸沉澱和穩定，使注意力放在自身，願意像適應四季變動那樣適應自己的心緒。

　　自行選一組開始，翻開圖面，然後順時鐘方向讀取各組。各組內的 4 張牌，則依上、左、右、下的順序讀牌。

　　「方圓之心」代表一趟如四季代謝的淨化之旅，牌組和牌組之間可以間隔一點時間，調整呼吸、放鬆身體。

編號 16 組

1

2　　　3

4

編號
12
組

1

2　　　3

4

1

2　　　3

4

編號
0
組

1

2　　　3

4

編號 6 組

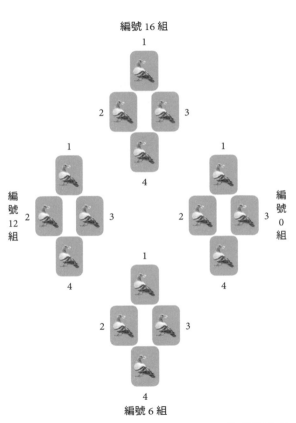

5. 牌卡對話

一段用心感覺的對話，能豐富內在，能維繫連結，能讓關係中的彼此感覺更靠近；一段用心感覺的對話，始於一個開放的情境。本套牌卡 88 張，是 88 款別出心裁的圖像，皆可開放地回應出因人而異的情境，有待用牌者與之對話。

此外，每張圖有對應的專屬關鍵字與諺言文字，可以提供用牌者不同的靈感或啟示，也可以適時發揮平衡感性情緒的功能。

最終，用牌者將發現，原來，心緒如生命循環，亦如四季變遷，時時準備潛伏，也時時可以飛揚；能跨越月光下的陰晴圓缺，更跨越陽光下的冷熱乾濕。

5-1. 自由語言式對話：

以本牌卡設計的抽牌方式，或自己的抽牌

方式，用心與卡連結、真誠地讀牌，然後與卡對話。

對話的基本要訣：敘述直覺印象、提出問題、傾聽圖像的話語、回應圖像的話語。

5-2. 順應式創作對話：

靜心呼吸後隨機抽一張牌卡，或依《哲學樹‧心繕卡》設計的抽牌方式，並一一讀牌之後，選出一張牌。利用這張牌卡，以全圖放大、局部放大，或圖卡延伸的方式，延伸完成畫出一幅圖，分享自己的圖畫想表達的意涵及內容。（團體的話，可以分小組進行交流。）

接續進行自由書寫，最後，可檢核本牌卡說明手冊中的對應關鍵字和諺言文字。

5-3. 互補式創作對話：

靜心呼吸後隨機抽一張牌卡，或依《哲學

樹‧心繪卡》設計的抽牌方式，並一一讀牌之後，選出一張牌。利用這張牌卡，以互補的色調、形式或內容，呼應原圖的補償，延伸完成畫出一幅圖，分享自己的圖畫想表達的意涵及內容。（團體的話，可以分小組進行交流。）

接續進行自由書寫，最後，可檢核本牌卡說明手冊中的對應關鍵字和諭言文字。

5-4. 說書人團體：

由團體帶領者引導，一人抽 2 張牌卡，靜默而真誠讀牌之後，利用牌卡上的圖像發揮想像力，接連以兩張圖像說故事，如此，團體成員一一輪流故事接龍。

結束第一輪後，第二輪抽 3 張牌卡，利用手上的 3 張圖像說故事，可用指定接龍者模式接力。

最後由帶領者進行活動的收合儀式。

活動實施可彈性調配，可依時間及成員因素調整每人持有牌卡數量；帶領者，也應視實際說故事過程與成果來隨機應變，並以合宜之儀式來收合活動。

6. 牌卡評估

　　牌卡評估並非「解答」或「算命」，而是在預期透過牌卡增進覺察能力、舒緩生活壓力、平衡人我關係的前提下，針對各種抽牌結果或與牌對話衍生內容，做進一步的回顧、探索與詮釋。

6-1. 一般自我評估

　　用牌者本人可依據使用牌卡（包括上述各種使用法）後與圖像在遇見當下的互動反應，以直覺，或參考牌卡的關鍵字和諭言文字，來評估自己明顯的或潛在的情緒現象。

可以定期抽卡進行對話，並把對話成果依日期順序收存起來，待累積一段時間後，進行歷程性回顧、探索與詮釋。

6-2. 專業者評估

由熟悉塔羅牌及榮格心理學之帶領者，或擅長諮詢對話與評估的帶領者，依據用牌者與圖像於遇見當下的互動反應，以直覺，或參考牌卡的關鍵字和諭言文字，甚至參考相關心理學資源，來評估其明顯的或潛在的情緒現象，進行合宜的專業評估。

也可以定期邀請被帶領者抽牌卡進行對話，並把對話成果依日期順序收存起來，待累積一段時間後，再帶領進行歷程性回顧、探索與詮釋。

六、牌卡關鍵字和諭言文字

　　《哲學樹‧心繕卡》的 88 張圖選定後，經過一段時間的同在與沉澱，我賦予每張圖專屬關鍵字與喻言文字，做為能帶來啓發靈感或平衡感性情緒的功能。

　　使用者在評估牌卡時，可依據用牌者與圖像於遇見當下的互動反應，以直覺，或參考這些關鍵字和諭言文字（只做爲參考），甚至參考相關心理學資源，來評估其明顯的或潛在的情緒現象。

　　要特別說明的是，本牌卡無意引導使用者形成對號入座的心理分析動機，或全能感的成見式誤用，更何況圖像象徵是開放的，等待每個人以自己的故事去賦予意義。

0. 無中生有 （塔羅—愚者）

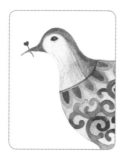

0-1 信任

小小且晦暗了的樹，把心交託給火鳥的紅唇，向前走。

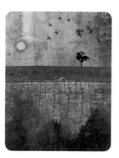

0-2 散落

陽光有點鬱有點鬆了，樹，無目的處地，站在懸崖上吹著風……

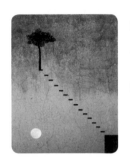

0-3 **定向月亮**

月光有點亮、有點醒目了，樹有點方向感了，緩緩走向角落……

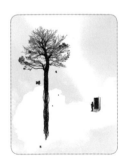

0-4 **過渡時空**

穿過一道門，樹其實是一個小矮人，月亮其實是一個大巨人，長著一棵樹。

1. 失序 （塔羅—魔術師）

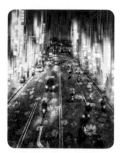

1-1 幻化

樹的生活世界白化了，
幻作自然世界的花團錦
簇……

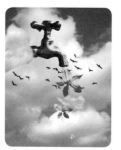

1-2 消解

釋放水一般的黃花，敞
開尖瓣，海鷗來陪伴遨
翔……

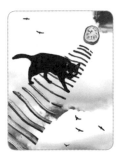

1-3 **停滯**

花失色為黑貓，暫別海鷗，停滯在扭曲又遼闊的時空裡，凝視……

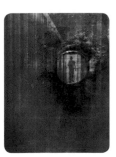

1-4 **踽踽前行**

你是誰？在熱情但斑駁的孔洞裡踽踽前行……

2. 逍遙 （塔羅一女祭司）

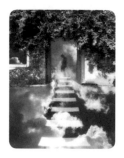

2-1 向內求

且慢，要去強行抵抗外在的世界？不如傾聽內心的聲音……

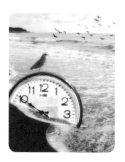

2-2 失效之境

守著內在的海鷗智慧，無為，也是一種力量……

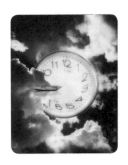

2-3 無為而治
任由藍色內在智慧，神祕而自然地境隨心轉！

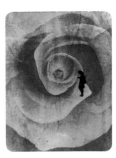

2-4 藍色通道
傾聽直覺，內在蠢蠢欲動，原來，另有一種通道……

3. 轉變（塔羅—皇后）

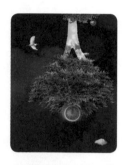

3-1 補償時光
內在的歡喜補償時光，
茂密、盛放、豐產而喜
洋洋！

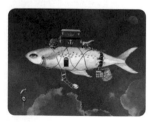

3-2 新載體
感官敞開又豐腴的
載體，呈現引人注
目的五彩繽紛！

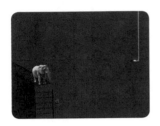

3-3 孕育

愛、關懷與創造，
新生命力正在孕育
著……

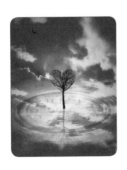

3-4 省思

晦暗裡的樹，冷靜感受
時間流，用心思考可見
的問題……

4. 自律（塔羅—皇帝）

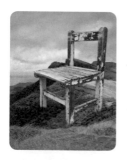

4-1 平衡身心
平衡與堅定，穩穩地，
像一把端坐在峻嶺上的
椅子。

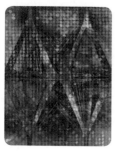

4-2 承接能量
一絲不苟地維持平衡，
承接震動著的能量，權
威誕生中……

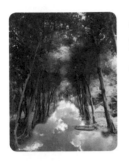

4-3 生機

藍色的內在智慧，切開
風，轉入新途徑，生機
出現了……

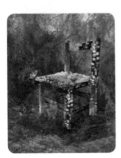

4-4 疏遠塵世

疏遠塵世了，荒蕪了，
但，蝶兒仍捎來光的呵
護……

5. 臣服（塔羅—教皇）

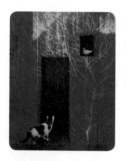

5-1 心靈祝福
通過多層次的心靈世界，聽，內心的祝福聲響起！

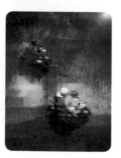

5-2 靜候潛意識
結合陽與陰、日與月、外與在，靜候通往潛意識之路的開啟。

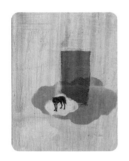

5-3 神性之門

心靈之鑰，開啟了智慧與神祕之門。

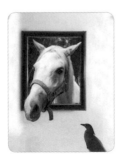

5-4 辨識意圖

相信自己、打破常規，是想標新立異？還是想走得更遠？

6. 變形（塔羅—戀人）

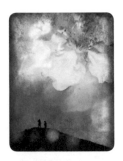

6-1 戀人生機

純潔的戀人，踩在黑油油的沃土上，生機盎然。

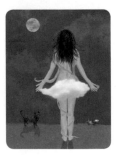

6-2 純真

純真的愛，包含著來自潛意識的智慧、慾望與誘惑。

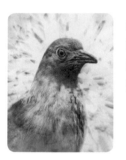

6-3 內在高峰經驗

吃下豐饒的戀人果子，
釋放能量活躍而燦爛的
高峰經驗！

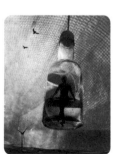

6-4 重新對話

分離、對立，是目標不
同？還是來自忌妒？試
試重新對話。

7. 合體 （塔羅—戰車）

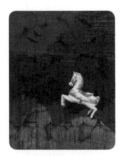

7-1 陰陽平衡

紅綠對稱、飛鳥和跑馬，陰陽平衡，靈感與光明同在！

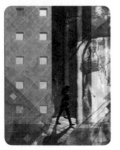

7-2 意志力

金光閃爍之地豎起藍色牆柱，是古智慧與新科技交會的意志力鍊金場！

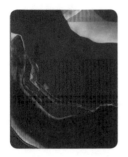

7-3 守護完整

像戰士一般，用旺盛的過人意志力，守護自己完整的城堡。

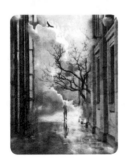

7-4 克服衝突

是否身陷衝突？有些魯莽？將徒勞無功？放鬆身心，冷靜下來，想一想。

8. 蛻變（塔羅—力量）

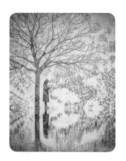

8-1 馴化潛力
以柔克剛，馴服了內心
的原始本性、憤怒與衝
動，力量無窮盡……

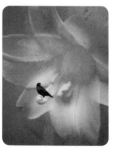

8-2 意識之光
意識散發出自信的光
芒，溫和中有一股耐心
降服的力量，慢慢贏來
潛意識的信任……

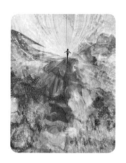

8-3 **勇氣之光**

勇氣與信心，讓自己散發出光芒，溫婉中自有一股懾人的威嚴。

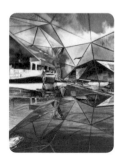

8-4 **調理身心**

力量濫用了嗎？被負面潛意識控制了嗎？調理心緒和身體健康，做自己的主人。

9. 整合（塔羅—隱士）

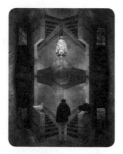

9-1 真理啓蒙
六角星芒閃爍的真理之
燈，散發出潛意識之
光，玫瑰封印導引啓蒙
之路……

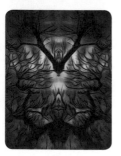

9-2 內在整合
靜坐、冥想、沉思細節
美感，傾聽內在整合的
心聲、留意夢境帶來的
訊息……

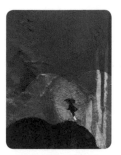

9-3 性靈成長

獨自完成智慧的追尋和性靈的成長，成為自己的心靈導師；或訪求智慧長者。

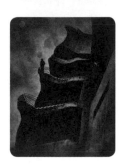

9-4 調整關係

我行我素嗎？憤世嫉俗嗎？急於完成內在探求時，也保持適度人際關係。

10. 輪轉（塔羅—命運之輪）

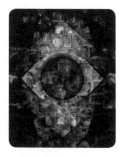

10-1 心智之輪
智慧樹之眼，變動中不變地運轉著宇宙自然的心智能量，創造新的物質世界。

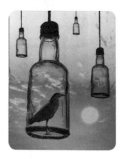

10-2 四方均衡
四個玻璃瓶，像四位福音，在朝霞中汲取智慧，鳥兒以翅膀讓牠們在變動中保持穩定。

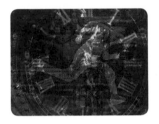

10-3 **不變之變**

素樸的潛力無限，
彷彿魔術師再現，
不斷轉變中的不變
是「變」，新的循
環隨時啓動中……

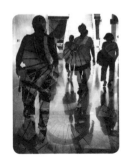

10-4 **接受改變**

猶猶豫豫中，恍恍惚惚
地，錯過了機會？接受
改變的意義，再度起而
行吧！

11. 抉擇 （塔羅—正義）

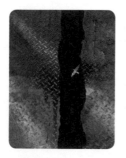

11-1 心靈拔河
心中的正義天秤，在兩個柱子中間舉棋不定，善與惡，兩股力量互相拔河……

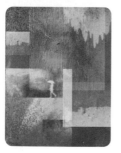

11-2 不偏不倚
用心裡面的天秤來衡量……，顏色們紛紛理性排列起來幫忙分析，試著想出最不偏不倚的決定。

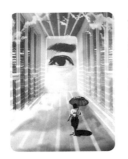

11-3 抉擇正道

選擇一條正道,不見得
會是輕鬆的路。負責、
勇赴任務,宇宙的力量
會來導引。

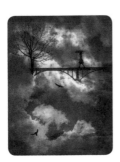

11-4 改造命運

受到不公的對待?逃避
現實?面臨無理的考驗
時,更努力改造命運!

12. 過渡 (塔羅─倒吊人)

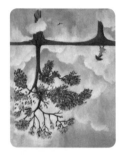

12-1 應變
靜默中持守「應變」的精髓,勇於與眾不同,持有自己真正想運行的事。

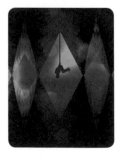

12-2 心智到位
有深沉的理解,不畏懼世人的眼光,忍受犧牲地倒吊在智慧樹上,以不變應萬變。

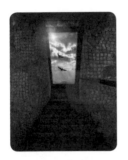

12-3 **以退為進**

等待、拖延、懸置、瓶頸，莫急躁，為更高的理想而忍他人所不能忍，以退為進。

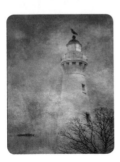

12-4 **持守孤獨**

受到社會眼光制約了？猶疑著自己真正想做的事？默默等待……成全自己獨特的心智。

13. 褪換 (塔羅—死神)

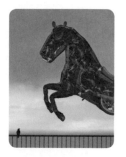

13-1 捨得

騎士的坐騎把所有內在人物抖落到潛意識大海去安息,只留下黑鳥相伴……

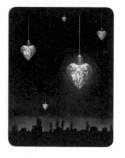

13-2 嶄新意識

潛意識資源的退反,並非一切的終點。像火光一般閃亮嶄新的意識,再次啓動生命循環。

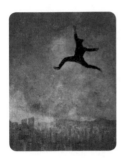

13-3 奔向城市

騎士跟黑鳥朝向人間陽光，即使眼前的黎明城市景象還只是幻想，仍然奮力奔躍。

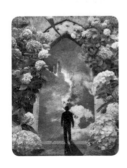

13-4 化解停滯

沉溺在過去幻境？展望未來的心智停滯了？成長的僵局中，停下來想想，自己在害怕什麼？化解它，迎向新生活！

14. 調節（塔羅—節制）

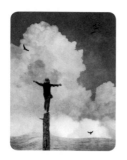

14-1 和諧

在和諧的光輝下，雙腳在潛意識與意識融合的柱頭上，怡然自在。

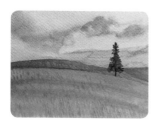

14-2 祥和

淡藍色山峰間的天際，一片寧靜祥和，釋放著重獲新生的佳音！

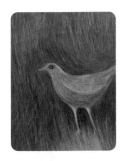

14-3 順應自然

閃耀著王冠般的金色光
芒，仍順應自然……。
行走之間恰到好處。

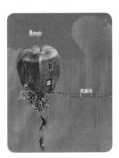

14-4 保持溝通

情緒化了？溝通不良？
維持耐性，避免感情用
事而走上偏鋒……

15. 野心（塔羅—惡魔）

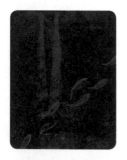

15-1 本能慾望
來自動物本能的渴求，
像牧羊神潘（Pan）一
般，使精神上的黑暗遮
蔽心靈的光芒。

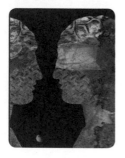

15-2 盲目享樂
盲目追求中的亞當、夏
娃，執迷於感官享樂，
卻失去自由，成為物質
的奴隸。

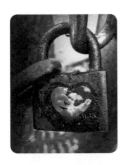

15-3 慾望鎖鍊

本末倒置地追求財富，變成慾望的奴隸，給自己加了鎖鍊，限制了自己。

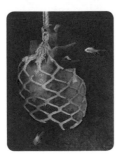

15-4 放下物慾

有出賣自己的身與心嗎？釋放被利慾束縛的心，才能擁有單純卻可貴的自由。

16. 極致（塔羅—塔）

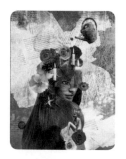

16-1 關係危機

持續盲目灌溉自我感官物慾、燃燒身心，關係世界卻已悄悄褪色……

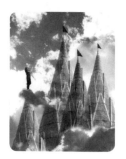

16-2 登峰造極

科技智慧帶來逆天而行、登峰造極，但……浮雲若夢，小心腳下埋伏的墜落風險。

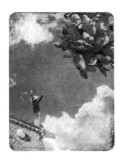

16-3 因應遽變

突如其來的遽變,失去
手上緊抓的,也失去心
的安全感,考驗著信念。

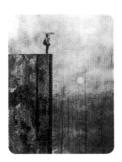

16-4 傾聽天機

雖難以接受災難式的變
化,卻也由此走出慾望
牢籠。傾聽上天的訊息,
事件背後有深層意義。

17. 療癒 （塔羅－星星）

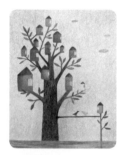

17-1 寧靜致遠
遽變之後的寧靜，強大的意志力仍可保周身安全無恙，怡然處之！

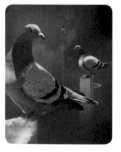

17-2 平和自得
擺脫世俗評價，才真正平和自得，感知內在層次分明的希望、和諧與安詳。

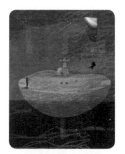

17-3 潛在希望

沒有東西可以失去了，就無所畏懼。像打開的潘朵拉盒子，保有一份潛在「希望」。

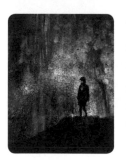

17-4 溝通內在

失去信心和希望嗎？覺察自己的自卑和自大，是一體兩面嗎？意識與潛意識溝通愈完滿，生活愈圓融。

18. 適應（塔羅─月亮）

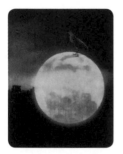

18-1 經驗月神
隱晦地發光，不太像浪漫，更像是情緒化。經驗過神祕月神，要再回歸光明太陽神。

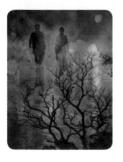

18-2 保持距離
心的深處，也許收藏很多不愉悅的潛在事物，意外浮現時，需要保持距離地面對。

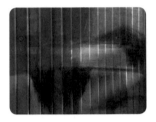

18-3 正視潛在

潛意識深處的無名恐懼,終究要自己面對,夢境、幻想或創作靈感,是溝通的媒介。

18-4 潛在對話

隱藏的事物將逐漸浮現,中傷、謊言、敵對,將一一浮出檯面,仍曖昧而不安,但危險性減低了。

19. 穩定（塔羅─太陽）

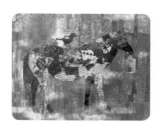

19-1 馴養能量

帶著向日葵的祝福，不需要韁繩，坐騎的能量已被充分控制，能自然而然地掌握一切。

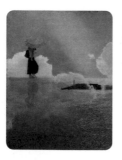

19-2 溫暖光明

萬里無雲，晴朗溫暖，帶著正面的力量，一帆風順……得到全然的光明。

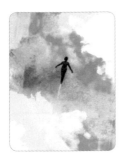

19-3 光明自在

一切都顯得好陽光，心情自由自在，簡單的幸福，也會帶來很大的快樂！

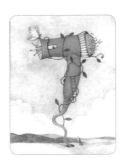

19-4 收斂能量

太陽不小心把大地烤成沙漠。暫時收斂一點能量，讓綠意復甦起來。

20. 有限 （塔羅—審判）

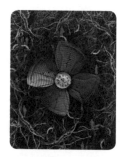

20-1 十字路口

一番塵世耕耘後，再現十字路口。聽取來自心中的引導，做出自己的決定。

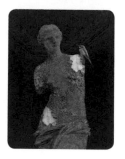

20-2 放下塵埃

從物質世界的限制解放出來，過去種種一筆勾銷。透過這場洗禮，療癒了身心。

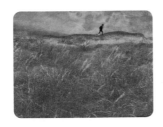

20-3 順應召喚

收穫之後，順應著
某種召喚，自我覺
醒地走向更重要的
階段，開展人生的
新一頁。

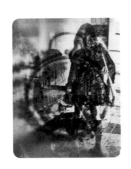

20-4 勇於調適

抗拒生命的轉變嗎？不
願面對被召喚的任務？
花一點時間來調適，勇
敢做出決定。

21. 有中之無（塔羅—世界）

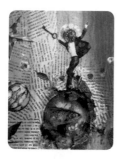

21-1 世界之輪
在「動」與「變」的世界之輪中恣意地舞動，同時守住界線，切合宇宙法則。

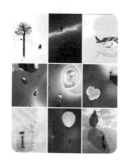

21-2 好聚好散
世界運作到一個完整的段落，好聚好散。與其說是結束，不如說是回歸自然。

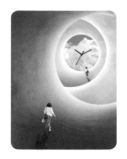

21-3 美好結局

最後的成功、美好的結局、安詳的心境,是一種「踏破鐵鞋無覓處」的完成。

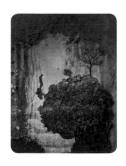

21-4 克服淤塞

幾近完美時,卻出現小瑕疵?小挫折?學習舞者隨機應變的精神,讓能量保持流動而免於淤塞。

七、參考書目

- 王邦雄（2013）。《莊子內七篇・外秋水・雜天下的現代解讀》。臺北市：遠流。
- 向日葵（2016）。《塔羅葵花寶典》。臺北市：尖端。
- 徐玫玲（2012）。《以榮格學說探究個體心理功能與多元主體性：解構藝術創作者》。國立臺灣師範大學未出版博士論文。
- 徐玫玲（2013）。《我與「我」在圖文間距中藝術遇療：Jung 取向之心理轉化探究》。臺北市立大學未出版碩士論文。
- 黃璧惠、魏宏晉等譯（2012）。《英雄之旅──個體化原則概論》（*The Principle of Individuation: Toward the Development of Human Consciousness*）。原作者：Murray

Stein。臺北市：心靈工坊。

· 墨丸譯（2014）。《小王子》。原作者：
Antoine de Saint-Exupéry。臺北市：漫遊
者文化。

· Jung, C. G. (1967). *The Philosophical Tree.
In Alchemical Studies*. New York: Princeton
University.

· Jung, C. G. (1949). *The Red Book: A Reader's
Edition*. London: W. W. Norton & Company.

· Jung, C. G. (1961). *Memories, Dreams, and
Reflections*. New York: Vintage Books.

· Jung, C. G. (1971). *Psychological Types*. New
York: Princeton University.

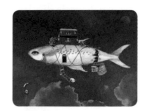

哲學樹・心繕卡：心靈的鍊金術

（88 張牌卡＋說明手冊＋精裝磁扣書盒）

牌卡設計者／作者　徐玫玲

牌卡圖像創作者　李麗琴（Ligin Lee）

封面設計　許紘維

行銷企畫　林瑀、陳慧敏

行銷統籌　駱漢琦

專案統籌　林芳吟

業務發行　邱紹溢

營運顧問　郭其彬

編輯協力　李世翎

責任編輯　周宜靜

總 編 輯　李亞南

出版　漫遊者文化事業股份有限公司

地址　台北市松山區復興北路 331 號 4 樓

電話　(02) 2715-2022

傳真　(02) 2715-2021

讀者服務信箱　service@azothbooks.com

漫遊者臉書　www.facebook.com/azothbooks.read

劃撥帳號　50022001

戶名　漫遊者文化事業股份有限公司

發行　大雁文化事業股份有限公司

地址　台北市松山區復興北路 333 號 11 樓之四

初版一刷　2021 年 11 月

定價　台幣 1480 元

ISBN　978-986-489-521-2

國家圖書館出版品預行編目（CIP）資料

哲學樹．心繕卡：心靈的鍊金術 / 徐玫玲
手冊撰寫. -- 初版. -- 臺北市：漫遊者文化
事業股份有限公司出版：大雁文化事業股
份有限公司發行, 2021.11
112 面；8.9 X 12.8 公分
ISBN 978-986-489-521-2(平裝)

1. 占卜 2. 心靈療法

418.98　　　　　　　　　　110015120